DES RÈGLES A SUIVRE

AU

DEBUT D'UN TRAITEMENT

HYDROTHÉRAPIQUE

Par le Docteur **V. BOULLAY**,

Directeur de l'Etablissement Hydrothérapique d'Auteuil (Seine),
Membre de la Société d'Hydrologie médicale de Paris,
Ancien Interne des Hôpitaux de Paris, etc.

PARIS.
IMPRIMERIE DE MOQUET.
92 RUE DE LA HARPE.
1859

DES RÈGLES A SUIVRE

AU DÉBUT D'UN TRAITEMENT

HYDROTHERAPIQUE.

La première pensée d'un malade auquel un traitement hydrothératique est conseillé est presque toujours celle-ci : Je n'aurai jamais le courage de me soumettre à un traitement si dur, ni la force de le supporter.

Les médecins ont journellement des préjugés à vaincre; mais ceux qui s'occupent d'hydrothérapie en ont à surmonter plus que tous les autres. Il y a bien des raisons pour cela; l'hydrothérapie n'est-elle pas venue, en effet, renverser toutes les idées médicales répandues dans le monde? N'est-ce pas un traitement qui malheureusement n'est conseillé en général qu'après que les malades ont usé et souvent abusé de toutes les autres médications ! Aussi la plupart se figurent-ils que ce doit être un traitement *plus fort que tous les autres.*

Pénétré de l'idée qu'il va être soumis à une médication terrible, à quelque chose de très extraordinaire, le malade arrive dans l'établissement qu'il a choisi; il fait sa première pratique hydrothérapique, et quand elle est terminée, si elle a été faite convenablement, dix-neuf malades sur vingt vous disent : « Si j'avais su que ce ne fût que cela, je ne m'en serais pas tant tourmenté à l'avance. »

Si ce n'est qu'un préjugé à vaincre, il n'y a guère à s'en préoccuper ; le temps et les habitudes nouvelles feront plus que tous les raisonnements.

L'hydrothérapie entre tellement chaque jour dans nos mœurs, dans nos habitudes, qu'on trouvera bientôt singuliers ceux qui hésiteraient à s'y soumettre; mais il est une autre considération dont le médecin doit tenir grand compte ; c'est la pratique médicale. N'est-il pas de son devoir de rendre le moins désagréable possible et toujours inoffensive la médication qu'il emploie ? A ce double point de vue il ne sera pas toujours indifférent pour un malade de commencer son traitement par l'emploi de tel ou tel moyen : ainsi une friction faite avec un drap mouillé dans de l'eau douce et une douche très froide et très forte ne produiront ni la même impression, ni les mêmes effets physiologiques, ni les mêmes résultats thérapeutiques.

L'effet immédiat des premières applications froides sur le corps mis à nu, est un sentiment de froid plus ou moins pénible, suivant le moyen employé, suivant l'organisation du malade qui y est soumis, et suivant l'élévation de la température de son corps. Cette sensation s'accompagne ordinairement d'horripilation, de pâleur de la peau, de chair de poule, etc.

A cette première sensation du froid, en succède parfois une autre infiniment plus pénible, et dont les effets, s'ils se prolongeaient, pourraient avoir des conséquences fâcheuses ; je veux parler de cette gêne de la respiration, de cette anxiété quelquefois extrême, qui portent les malades à s'enfuir et souvent leur arrache des cris ; mais bientôt tout cela disparaît ; car à ce moment de spasme et d'angoisse parfois effrayants quand on emploie trop tôt certains moyens, succède le calme. Une sensation de chaleur se manifeste, la peau se colore, la respiration reprend son cours normal, tout, en un mot, rentre dans l'ordre.

Tous les malades, heureusement, ne ressentent pas ces effets à ce degré, pas plus que tous les hommes ne sont essoufflés après avoir fait une course ; mais cela arrive assez fréquemment pour qu'on doive sérieusement s'en occuper, et tâcher d'y remédier. Hâtons-nous encore de dire que même chez ceux qui éprouvent ces phénomènes, le plus ordinairement et dans la grande majorité des cas, ce ne sont que les premières pratiques froides qui les produisent, et que bientôt rien de semblable n'a lieu.

M. Armand Rey, dans un intéressant travail lu au congrès scientifique a, selon moi, donné une explication excellente de ce genre de suffocation que l'eau froide fait éprouver aux malades. Pour lui, ce n'est point comme dans la suffocation ordinaire une gêne de l'inspiration : c'est au contraire le résultat d'une impossibilité dans le mouvement d'expiration.

« Lorsqu'on entre dans un liquide, dit M. Rey, en descendant dans un bassin plein d'eau, par exemple, à mesure que l'eau monte, une contraction des muscles éleveurs des côtes dilate la poitrine. Ce phénomène, qui est d'autant plus intense que l'eau est plus froide, toutes choses égales d'ailleurs, commence à se manifester bien avant que le thorax baigne dans le liquide. A mesure que l'on s'enfonce, l'inspiration devient plus énergique, tandis que l'expiration devient, au contraire, de plus en plus faible. Dès que la poitrine ressent le contact de l'eau, l'inspiration est à son comble et l'expiration cesse complètement. Pour moi, tout acte physiologique a sa raison d'être. Cette dilatation forcée de poitrine se produit sous l'influence des nerfs de la vie organique; c'est une manifestation spontanée entièrement indépendante de la volonté. Si l'habitude arrive à la modifier, c'est qu'elle émousse la sensation, et que les nerfs de la vie de relation reprennent leur empire et provoquent dans les muscles qu'ils animent ces contractions antagonistes qui arrivent à produire l'expiration en triomphant de celles qui maintenaient l'inspiration. La dilatation de la poitrine en augmente sensiblement le diamètre et diminue le poids spécifique de la totalité du corps. »

« Tout se borne donc pour faire cesser l'inspiration instinctive à produire l'expiration volontaire. »

Le moyen que conseille M. Rey est celui qui est employé presque instinctivement par les malades, et conseillé par les hydrothérapistes; il consiste à pratiquer des expirations forcées, en soufflant fortement comme si l'on voulait éteindre une bougie. J'ai la conviction que, dirigées convenablement et graduellement, les pratiques hydrothérapiques ne doivent jamais causer de douleur ni même de sensations très pénibles. Quelle est donc la marche à suivre ? quels sont les moyens qui devront successivement être employés pour arriver à ces résultats ? Comment devra-t-on procéder pour habituer à un traitement hydrothérapique un malade atteint de maladie chronique?

Si l'on consulte les ouvrages écrits sur l'hydrothérapie, on remarque que leurs auteurs se sont trop peu occupés de cette question, qu'on peut appeler *d'acclimatement* des malades. On y trouve disséminées quelques phrases qui indiqueront que tel ou tel moyen ne peut être employé au début du traitement; mais nulle part on ne rencontre des règles générales qui soient applicables à la majorité des cas, et qui puissent servir de guide. Depuis que je dirige un établissement hydrothérapique; l'expérience de chaque jour m'a appris qu'il était impossible d'établir des lois invariables; que souvent deux malades atteints de la même affection exigeront deux traitements différents; qu'ici plus encore peut être que pour toute autre médication, il faut tenir compte des individualités. Dans beaucoup de cas, le tact du médecin, son expérience, devront le guider pour le choix de tel ou tel moyen, de préférence à tel autre, au début du traitement; mais il y a néanmoins des indications à remplir, qui sont les mêmes dans un grand nombre de cas, et qu'on peut formuler jusqu'à un certain point. Ce sont des lois générales auxquelles le médecin éclairé fait subir des exceptions au besoin.

Je me propose dans ce travail d'établir ces indications et de formuler autant que possible ces lois générales. J'entre immédiatement en matière ; et d'abord est-il un moyen unique, invariable pour tous les cas, qu'on puisse employer chez tous les malades au début d'un traitement hydrothérapique? Non assurément. Les débuts de ce traitement doivent varier avec les malades, avec leur âge, leur constitution, leurs maladies, leurs habitudes, et aussi avec les saisons. On ne devra pas chez un enfant et un vieillard employer les mêmes moyens que chez un homme dans la force de l'âge. Les précautions devront être plus grandes chez les personnes qui sont habituées à se servir d'eau chaude que chez celles qui font entrer dans leurs habitudes de toilette des lavages à l'eau froide. Enfin les diverses affections commandent des moyens divers; il en est de même des diverses températures de l'atmosphère.

La première question à résoudre, est celle du degré d'élévation de la température du corps avant l'application de l'eau froide. Depuis Priesnitz il est devenu vulgaire, et on le savait avant lui, que l'application de l'eau froide sur le corps produit, à température égale un effet d'autant moins désagréable, que celui-ci a une température plus élevée. N'était-ce point, comme on le lui a tant reproché, moins, pour faire sortir les *humeurs peccantes* que pour mieux préparer le corps à l'action de l'eau froide, que le père de l'hydrothérapie a usé et souvent abusé des sudations, surtout au commencement de sa pratique ?

« Il est, dit M. Fleury, un préjugé profondément enraciné dans l'esprit du public, c'est que les applications froides les plus pénibles sont celles qui suivent la sudation. Un peu de réflexion, les notions les plus élémentaires de la physique, et par dessus tout l'expérience démontre qu'il n'en est rien........ Tous les procédés mis en usage pour provoquer la sudation ont pour effet d'élever plus ou moins la température animale, La douche ramène d'abord celle-ci à son degré primitif, et si l'on s'arrête à ce moment, les sujets n'éprouvent pas la moindre sensation de froid. Si l'on continue, on abaisse la température du corps au-dessous de son chiffre primitif et physiologique, et alors la sensation du froid se manifeste; mais elle n'est point plus pénible que d'habitude. »

On comprend aisément que les paroles de M. Fleury, que je viens de citer, relativement à la douche, s'appliquent également à toute autre pratique d'eau froide. J'ajouterai qu'après l'élévation de la température du corps, non-seulement la sensation du froid, quand elle se manifeste, n'est pas plus pénible que d'habitude, mais qu'elle l'est moins, et surtout de bien plus courte durée. Le passage brusque de la peau d'une température relativement élevée à une température relativement très-basse y apporte des modifications telles que l'équilibre se rétablit plus facilement et plus rapidement.

Est-ce à dire qu'il faudra élever préalablement la température du corps de tous les malades qu'on soumettra à un traitement hydrothérapique ? Je ne le pense pas : chez un grand nombre de malades l'état habituel de la chaleur est suffisant pour que l'opération froide soit bien supportée et pour que la réaction se fasse aisément. Il en est ainsi chez la plupart des malades robustes, atteints de ces affections, si variables de forme, que l'on désigne ordinairement sous le nom de névralgies, de douleurs rhumatoïdes, etc.... chez certains hypochondriaques, et généralement chez tous les malades à peau normalement colorée, dont les chairs sont fermes et qui peuvent prendre de l'exercice. Il sera utile, au contraire, d'élever préalablement la température du corps des individus débiles, souffreteux, à chairs pâles, flasques, qui ont toujours froid malgré les innombrables et les plus chauds vêtements dont ils puissent se couvrir et chez lesquels la marche est difficile ou impossible. Chez le plus grand nombre de ces malades, l'équilibre de température après l'application du froid se rétablit difficilement, tant est faible leur puissance de calorification; aussi devient-il indispensable d'accumuler autour d'eux la plus grande quantité possible de chaleur.

Divers moyens sont mis en usage pour arriver à ce résultat : ceux qu'on doit préférer avant tous les autres, quand ils sont possibles, ce sont les exercices du corps, et en particulier la marche. Si les exercices actifs ne peuvent avoir lieu, ou s'ils ne sont pas suffisants pour obtenir la chaleur qu'on désire, on a alors recours aux exercices passifs. Ceux-ci consistent en frictions faites sur la peau, soit avec un drap sec et l'intervention du malade dans les limites de ses forces, soit avec des brosses de crin, de flanelle ou de caoutchouc vulcanisé. La friction avec le drap sec et gros, sans pourtant être rude, est de ces moyens, celui auquel en général on donnera la préférence. Elle a l'avantage d'agir à la fois sur de plus grandes surfaces, et d'abriter contre l'air extérieur les parties du corps qui ne sont point frictionnées; car même en employant deux aides pour ces frictions, elles ne peuvent porter à la fois sur toutes les parties du corps. Un autre avantage du drap sur les brosses, c'est de moins irriter la peau. Parmi les brosses, celle qui a le moins d'inconvénients sous ce rapport est la brosse en caoutchouc vulcanisé, dite brosse électrique. C'est à cause de cela que M. le professeur Bouchardat lui donne la préférence sur les autres, et aussi parce que, selon lui, elle réchauffe plus facilement. Le massage peut aussi être utilement employé, et souvent il sera suffisant pour amener la chaleur qu'on désire obtenir.

Si par ces moyens on n'obtient pas le résultat que l'on désirait, on a recours à d'autres qui ont pour objet d'accumuler artificiellement de la chaleur autour du corps, les deux moyens qu'on met le plus fréquemment en usage sont l'enveloppement dans les couvertures de laine et l'étuve sèche. De ces deux moyens, l'un, l'enveloppement dans les couvertures de laine, a pour but d'accumuler autour du malade sa chaleur rayonnante, de l'échauffer avec son propre calorique; l'autre, l'étuve sèche consiste à apporter autour du corps une chaleur étrangère, celle que dégage la combustion d'une lampe à esprit de vin. Ce sont deux actions essentiellement différentes sur lesquelles ce n'est point ici le lieu de m'étendre, qui toutes deux ont leurs avantages, toutes deux leurs inconvénients. De ces deux moyens celui qui est préféré par la majorité des médecins qui s'occupent d'hydrothérapie, c'est l'enveloppement dans les couvertures de laine, c'est celui que j'emploie presque exclusivement, et que je conseille de mettre en pratique, comme étant le meilleur, quoique le plus long. L'étuve sèche ne devant être employée que dans des cas exceptionnels et fort rares. On a beaucoup exagéré, selon moi, la sensation désagréable que produisent les couvertures de laine sur la peau. La suractivité de la circulation qu'elles y amènent et que l'on doit rechercher dans le cas dont je m'occupe actuellement est précisément ce qui doit leur faire donner la préférence.

Quelque soit le moyen que l'on ait employé pour élever la température du corps, on devra faire l'application froide dès que le malade éprouvera cette chaleur incommode qui précède immédiatement la transpiration. On devra pourtant prolonger davantage la durée, soit de l'enveloppement dans les couvertures de laine, soit de l'étuve sèche, quand on voudra faire transpirer les malades. Les cas dans lesquels on doit avoir recours à ce moyen sont ceux qui présentent l'indication d'accroître la sécrétion cutanée; ainsi on l'emploiera chez les goutteux, chez les malades atteints de rhumatismes chroniques, dans les cas d'accidents syphilitiques tertiaires, dans un grand nombre d'engorgements des viscères abdominaux chez les scrofuleux et dans le plus grand nombre des cachexies. Dans tous les cas où la transpiration est indiquée, elle devra être employée dès le début du traitement, avant les premières applications froides qu'elle rendra moins pénibles dans certains cas où la transpiration est utile; on devra, pour la provoquer, remplacer l'enveloppement dans les couvertures de laine ou l'étuve sèche, par l'enveloppement dans le drap mouillé; mais ce n'est point en général un moyen qu'on puisse employer au début du traitement, et par conséquent je ne fais que le mentionner en passant.

Voyons maintenant quelles sont les premières pratiques froides dont on doive faire usage au début d'un traitement hydrothérapique, que l'on ait jugé utile ou inopportune l'élévation préalable de la température du corps.

La friction en drap mouillé est une des premières pratiques que l'on emploie le plus fréquemment dans les établissements hydrothérapiques de France et d'Allemagne. Voyons en quoi elle consiste, quelle est son action et quels sont les cas dans lesquels elle devra être employée.

Pour la pratiquer on prend un drap de moyenne grandeur (environ deux mètres vingt-cinq sur deux mètres) fait avec de la toile grosse, mais bien régulière et pas trop dure; on le trempe dans de l'eau douce ou froide, suivant les indications; et selon l'effet que l'on veut produire, on le tord plus ou moins complètement. Ainsi préparé, ce drap est brusquement appliqué sur le dos du malade placé debout, et qui en ramène les bords sur la partie antérieure du corps pour s'envelopper complètement dedans. Cette application est immédiatement suivie de frictions énergiques faites avec la main *par dessus le drap* ou *avec le drap*. Cette dernière manière de faire ne doit être employée que bien rarement, car elle a l'inconvénient de labourer cruellement la peau et de rendre le moyen très désagréable. Un ou deux aides frictionnent ainsi pendant une minute et demie à deux ou trois minutes, suivant les cas, toute la partie postérieure du corps, pendant que le malade prenant à cette opération la part la plus active qu'il peut, se frictionne la partie antérieure. On enlève le drap mouillé, et on le remplace par un drap sec avec lequel on essuie en frictionnant de nouveau. Comme il a été à peu près impossible, le malade étant debout, de lui bien frictionner les jambes et les pieds surtout, on le fait asseoir enveloppé de son drap sec, les aides fixent ses pieds entre leurs genoux, puis frictionnent les jambes et les pieds, d'abord avec le drap mouillé, puis avec le drap sec, pendant que le malade commence à se vêtir. En agissant de la sorte, jamais aucune partie du corps n'est exposée à nu à l'air.

Que la friction ait été ou non précédée d'une élévation de température du corps, il est bon de la faire suivre de quelque exercice et surtout de la marche, ou, si cela n'est pas possible du repos au lit pour favoriser la réaction. Le moment de la journée où cette opération est faite dans d'excellentes conditions, est le matin, au réveil du malade qui, aussitôt qu'elle est terminée, peut se recoucher et jouir le plus ordinairement pendant que la réaction s'opère d'un sommeil paisible et réparateur.

L'effet ordinaire et immédiat de l'application du drap mouillé dans l'eau froide et peu tordu est un saisissement, une gêne de quelques secondes de la respiration ; tout cela est presque instantané et disparaît d'habitude pour faire place à une sensation de chaleur agréable, à une respiration ample, et bientôt à un bien-être général et permanent. Parfois, au contraire, le saisissement et la gêne de la respiration sont plus prononcés, et déterminent un malaise qui persiste jusqu'à ce que la friction avec le drap sec soit terminée, et que la réaction commence à se faire. D'autres fois ; mais cela est heureusement très rare, il y a autour du crâne un sentiment de constriction, qui aurait lieu du reste avec toute autre application du froid ; si ce phénomène se prolonge, il constitue un véritable accident sur lequel je reviendrai plus tard. On remédie facilement à ces petits inconvénients en employant dès le début, au lieu du drap mouillé dans l'eau froide, soit le drap mouillé dans l'eau douce, soit, ce qui est en général préférable, le drap froid, mais très tordu. Le docteur Pétri, médecin de l'établissement hydrothérapeutique de Laubbach, me disait dernièrement qu'il préférait employer d'emblée le drap mouillé à froid. Selon lui, cette manière de faire a l'avantage de mettre immédiatement le malade à l'eau froide et de lui éviter, quoiqu'elle soit chimérique, la crainte du moment où on le fera arriver à la première opération froide. Je ne suis pas complétement de l'avis de ce médecin qui a une si grande expérience de l'eau froide, et qui la manie si habilement ; en été et chez les individus peu impressionnables, on pourra généralement employer dès le début le drap froid plus ou moins tordu ; mais dans les saisons froides, et chez les gens pusillanimes ou délicats, je crois qu'il est plus prudent d'employer d'abord le drap trempé dans l'eau douce, et successivement le drap froid d'abord très tordu, puis le drap froid peu ou pas tordu. Les trois ou quatre premières opérations se font de cette façon sans être pénibles pour le malade et sans secousse pour l'organisme.

Les frictions en drap mouillé produisent, en même temps que leur action réfrigérante, une excitation de la peau; aussi les emploie-t-on chez tous les malades dont la peau fonctionne mal, chez les gens débiles à peau décolorée, dans les cas où la calorification est lente. C'est dire que ce moyen trouvera son application dans le plus grand nombre des cas où le traitement hydrothérapique est indiqué; ainsi on l'emploiera utilement chez les chlorotiques, dans les affections chroniques des voies digestives, chez un grand nombre de paralytiques, etc. Mais on l'évitera avec grand soin dans tous les cas où il y aurait à craindre d'irriter la peau. C'est pour ce motif qu'on ne devra jamais y avoir recours chez les goutteux; car on courrait risque d'amener des accidents aigus. J'ai vu un exemple de ce genre: un goutteux commença son traitement par une friction en drap mouillé pendant laquelle on frictionna trop vigoureusement les extrémités inférieures. Quelques heures après, les articulations du tarse étaient douloureuses; des moyens sédatifs et calmants arrêtèrent promptement ces accidents. On ne devra pas non plus avoir recours à ce moyen dans les cas d'hyperesthésie de la peau; tel est du moins le résultat de mon expérience. Je sais bien que quelques-uns de mes confrères ne partagent point mon opinion; ils préfèrent au contraire, dès le début du traitement, chercher à émousser cet excès de sensibilité. Ils réussissent quelquefois, mais souvent ils se privent dès le début du traitement d'un moyen qui, plus tard, quand l'hyperesthésie a été diminuée par d'autres pratiques, pourrait rendre de grands services, et qui est repoussé quand même, par le malade qui s'en est mal trouvé au début. J'ai encore présent à la mémoire l'exemple d'un paraplégique ayant en même temps une extrême sensibilité de la peau, sensibilité non pas au froid, car c'était autrefois un grand nageur et un habile plongeur, mais au plus léger contact de quoi que ce soit. Je lui fis faire sous mes yeux une friction, avec le drap mouillé; la sensation non du froid, mais de la friction fut telle qu'il ne voulut pas continuer son traitement, malgré toute l'assurance que je lui donnais que l'emploi d'un autre moyen ne produirait certainement pas les mêmes effets. Chez les femmes nerveuses, chez les malades qui suffoquent facilement, et en général chaque fois qu'il y aura plutôt à calmer qu'à exciter, ce ne sera point non plus cette pratique qu'on devra employer la première.

Je me suis étendu à dessein sur tout ce qui est relatif à la friction avec le drap mouillé, parce que de toutes les pratiques froides, c'est celle qui répugne le moins aux malades et qui leur inspire le moins d'effroi. En outre, c'est, selon moi, le moyen qu'on devra le plus fréquemment employer, au début d'un traitement hydrothérapique. Enfin parce que c'est une pratique qui est généralement mal faite, surtout en ville, et même dans certains établissements hydrothérapiques. J'ai vu des malades qui s'en étaient trouvés fort mal, s'en trouver fort bien au contraire quand elle était faite d'après les règles que j'ai indiquées. Ce qui prouve que pour la friction en drap mouillé comme pour toutes les pratiques hydrothérapiques, le *modus faciendi* a une très grande importance.

Souvent au début du traitement, on emploie des lotions faites d'abord avec de l'eau douce et dont la température est graduellement descendante, soit pendant la première opération, soit aux opérations suivantes. Pour pratiquer la lotion on remplit un vase d'eau à la température voulue, le malade prend une grosse éponge, qu'il trempe dans l'eau, et avec laquelle il se lotionne la partie antérieure du corps, tandis que l'aide avec une autre éponge lotionne la partie postérieure. Cette opération doit être faite avec rapidité ; on emploie ainsi un ou deux seaux d'eau, à une température uniforme de 22 ou 24, ou bien la première moitié de l'opération se fait avec de l'eau à cette température, tandis que la seconde moitié se fait avec de l'eau ayant une température plus basse que la première de deux à quatre degrés, de façon que le malade s'aperçoit à peine de cette différence. Il est enveloppé d'un drap sec, bien essuyé et frictionné, si la friction est jugée nécessaire.

Cette opération n'a pas, autant que la friction en drap mouillé, l'avantage d'abriter à la fois tout le corps contre le contact de l'air ambiant ; car toutes ses parties ne peuvent être mouillées à la fois, malgré l'habileté de l'aide et la promptitude du malade. Il est indispensable que ce dernier prenne à l'opération une part beaucoup plus active que pour la friction, ce qui n'est pas toujours possible chez les gens infirmes. Dans la crainte de refroidissement partiel, on a rarement recours à cette pratique, surtout dans les saisons froides. La premiére impression est moins vive en général que celle que fait éprouver le drap mouillé, et ordinairement en employant ce moyen les malades arrivent graduellement à se servir d'eau froide, sans avoir eu de sensation pénible. La réaction qui suit la lotion est moins vive que celle qui suit la friction; aussi l'emploiera-t-on dans tous les cas où l'on veut avoir peu d'excitation. Chez les malades dont la peau est facilement irritable, chez ceux qui suffoquent aisément; chez les femmes nerveuses, impressionnables, dans les cas d'hyperesthésie cutanée, on en fera avantageusement usage. On n'y aura pas recours au contraire chez les goutteux ni chez les rhumatisants, chez tous les malades en un mot qui ont une grande susceptibilité à la plus légère impression de l'air ambiant.

Le demi bain est un moyen dont en Allemagne on abuse singulièrement pendant la durée du traitement, et dont au début on fait un assez fréquent usage. Ce n'est, en quelque sorte, qu'une variété de la lotion; il s'emploie de la façon suivante : dans une baignoire en bois (de préférence), on met environ vingt centimètres d'eau, soit douce soit froide, suivant l'effet que l'on veut produire, le malade s'assied dans la baignoire, et se frictionne soit avec une éponge soit avec ses mains, l'aide le frictionne également, soit avec les mains soit avec une autre éponge. Pendant ce temps un autre aide verse de l'eau du bain sur les parties du corps non immergées. On voit que ce n'est qu'une variété de la lotion dans laquelle les sensations sont désagréables, dont les avantages et les inconvénients sont à peu près les mêmes, et qui peut être employée dans les mêmes cas. Priestnitz employait presque toujours le demi bain au début du traitement ; il faisait frictionner avec les mains, pensant que ce contact avait une action particulière sur tout l'organisme. C'était pour lui aussi un moyen de reconnaître la sensibilité des malades au froid et leur degré d'aptitude à supporter le traitement. Il réglait, d'après cet indice, la conduite qu'il avait à tenir, et, selon Schedel, son expérience sur ce point était très grande, et rarement il se trompait. J'emploie peu pour mon compte ce moyen; il est plus désagréable au malade que la lotion, et plus difficile à bien appliquer.

Le grand bain pris dans une baignoire avec de l'eau d'abord à une température douce, 22 à 25, et graduellement descendante, de deux degrés chaque jour, par exemple, est une opération que l'on met fréquemment en usage au début d'un traitement hydrothérapique. La durée de ce bain est de une à trois minutes ; pendant ce temps le malade, s'il le peut faire, se frictionne le corps, se mouille la tête avec l'eau du bain, tandis que l'aide plongeant ses mains et ses bras dans l'eau, le frictionne également soit avec les mains nues soit avec une grosse éponge.

Cette pratique est, à mon avis, celle qui, après le drap mouillé trouve au début du traitement les plus nombreuses applications. Le malade n'a point de sensation pénible en entrant dans un bain à 25 degrés; la température baisse chaque jour sans qu'il s'en aperçoive en quelque sorte. Tout le corps est à la fois, abrité contre l'air extérieur. Cette pratique est suivie d'une réaction modérée, et ne donne pas en général de secousse à l'économie. C'est un moyen plutôt calmant qu'excitant qui convient à peu près dans tous les cas où la lotion est applicable, et de plus dans les affections goutteuses rhumatismales, dans les cas de grande surexcitation nerveuse, en un mot toutes les fois qu'on veut éviter une réaction trop forte et pourtant l'avoir suffisante. J'ai l'habitude de faire précéder le grand bain d'enveloppement, dans le but, suivant les cas, d'élever seulement la température du corps, ou d'obtenir la transpiration.

L'immersion dans la piscine, c'est-à-dire dans l'eau froide, n'est employée par personne au début d'un traitement hydrothérapique. A moins de cas très rares et tout particuliers, qu'il est impossible d'indiquer, il y aurait grande imprudence à avoir recours à ce moyen.

Doit-on commencer un traitement hydrothérapique par l'application d'emblée d'une douche, soit en jet, soit en pluie à température douce? non, à mon avis. La température de la douche mitigée souvent n'est point uniforme ; il est plus difficile d'en graduer l'effet que pour les autres moyens préparatoires que j'ai déjà fait connaître ; le malade, souvent effrayé de l'appareil qui l'entoure, se prête de mauvaise grâce à la recevoir, et s'expose à des refroidissements qui peuvent être dangereux, et qu'il faut par dessus tout éviter. Lorsqu'il aura été amené graduellement et sans secousse à se familiariser avec l'eau froide, le malade prendra la douche froide sans hésitation et sans souffrance.

Doit-on débuter par une douche froide? Ici se présente de nouveau la question, que j'ai déjà résolue, de savoir s'il vaut mieux soumettre d'emblée son malade à l'eau froide ou l'y amener graduellement. La douche est un moyen énergique avec lequel le corps éprouve non-seulement la sensation du froid, mais encore reçoit un choc plus ou moins grand suivant l'espèce de douche qui est administrée. C'est ici surtout que se manifestent ce saisissement et cette gêne de la respiration dont j'ai parlé au début de ce travail.

« C'est, suivant M. Lubanski, (Études pratiquessur l'hydrothérapie) une grande imprudence que de soumettre dès le début du traitement à l'action de la douche des malades exténués par de longues souffrances. Il faut préalablement chercher à fortifier l'organisme et à l'habituer à l'action du froid par des moyens moins énergiques, et il faut, en outre,quand on se décide à employer la douche, ne la faire durer d'abord qu'un temps extrêmement court, une minute environ, pour ne point produire un refoulement trop profond des liquides. »

Schedel, qui a su si sagement apprécier les effets des divers procédés hydriatiques, s'exprime en ces termes à ce sujet : « Ce moyen (la douche) qui est un des plus énergiques parmi tous ceux dont se sert l'hydrothérapie ne doit jamais être mise en usage de prime abord. L'oubli de ce précepte, en quelque sorte élémentaire, oubli que j'ai constaté dans plusieurs établissements hydriatiques dirigés par des hommes de l'art, contraste singulièrement avec la réserve que Priesnitz apporte dans son emploi. La douche froide a pour but d'obtenir une vive réaction sur la peau qui est à la fois stimulée et fortifiée; mais la puissante impression qu'elle produit sur toute l'économie commande une circonspcction plus grande que pour les autres procédés.

Je suis complétement de l'opinion des deux auteurs que je viens de citer, et je ne saurais trop m'élever contre cette pratique qui, sous prétexte d'aller vite dans le traitement, consiste à appliquer une douche dès son début. Dans les établissements où il y a une surveillance médicale, cette méthode est généralement réprouvée; fréquemment dans ceux où, trop inexpérimenté ou trop faible, et souvent cédant aux instances des malades, le médecin débute par ce moyen, il a des accidents plus ou moins sérieux à déplorer. Combien donc ces accidents doivent être fréquents dans ces établissements sans direction médicale, où le malade suit son goût et n'a pour guide que son caprice. C'est ordinairement après des traitements faits de la sorte que non-seulement les malades n'ont pas obtenu d'amélioration, mais que dans bien des cas ils ont vu aggraver leurs souffrances.

L'hydrothérapie, abandonnée aux malades eux-mêmes ou placée dans des mains inexpérimentées, peut devenir une arme dangereuse, tandis qu'employée sagement, elle peut presque toujours être exempte d'accidents de quelque importance.

Oui, c'est une pratique dangereuse que de commencer un traitement hydrothérapique par l'administration de la douche; et les cas où il est indiqué d'agir avec cette rapidité sont tellement rares qu'on peut dire qu'ils forment une exception dont on ne doit pas tenir compte dans la pratique.

C'est ici le lieu de parler d'un moyen infaillible d'administrer la douche sans que le malade éprouve la première impression désagréable du froid sur la surface du corps. C'est M. Wertheim qui l'a découvert et qui l'a fait connaître dans un travail lu à la société d'hydrologie médicale de Paris (*Annales de cette société,* tome 3, p. 188). Voici en quoi consiste ce procédé : « Après avoir soumis la surface du corps à une simple lotion avec de l'eau dégourdie (abgeschrecktes Watter), faite rapidement avec une grosse éponge, je dispose le malade de manière qu'il présente alternativement la plante de chaque pied au jet de la douche flexible (froide), puis je promène ce jet de bas en haut jusqu'aux jarrets, tandis que le malade se frictionne avec les deux mains ou avec une éponge peu mouillée, les parois thoraciques. Avant moins d'une minute de cette opération préparatoire, le jet de la douche peut être porté sur toutes les parties du corps sans faire éprouver au sujet l'impression pénible qu'il eût éprouvée sans cette disposition préalablement acquise. Le fait positif, et que mes confrères peuvent dès aujourd'hui mettre à l'épreuve, démontre que les personnes les plus craintives, les plus sensibles au contact de l'eau froide, la supportent ainsi de manière à faire présumer que la sensation produite sur la plante des pieds a quelque chose d'anesthésique pour la sensibilité générale. J'ai voulu pour me rendre compte de cet effet quelque peu surprenant, chercher si cette surface des pieds, si bien munie de derme et d'épiderme, et néanmoins si sensible au chatouillement, n'expliquerait pas ainsi cette sorte d'anesthésie. Le chatouillement exige, comme on sait, l'impression d'un corps flexible. Aussi avons-nous observé que la douche rapide et froide, ne produit pas autant d'effet que la douche à jet flexible.

Ainsi, d'après M. Wertheim, la douche dirigée sur la plante des pieds produirait une espèce d'anesthésie locale, qui bientôt se répandrait dans toute l'économie et la rendrait insensible à l'action de l'eau froide, sans toutefois rien ôter de son effet thérapeutique. S'il est toujours exact, ce fait aurait une grande importance; car il permettrait d'administrer les douches et bien plus tôt et bien plus fréquemment. Il n'en est malheureusement point ainsi. Tous les médecins qui se sont occupés de l'administration des douches savent, et même ceci est banal en hydrothérapie, que pour employer ce moyen, et surtout dans les premiers jours du traitement, il faut commencer par les extrémités inférieures. Mais cela n'empêche pas dans la grande majorité des cas que, quand la douche arrive sur le tronc, le malade n'éprouve ce saisissement dont j'ai plusieurs fois parlé. J'ai voulu m'assurer si c'était bien au petit perfectionnement apporté par M. Wertheim dans l'administration de la douche, qu'il devait de ne pas avoir vu les malades ainsi traités éprouver l'impression désagréable du froid sur le corps. Pour cela j'ai administré plusieurs fois moi-même la douche à la manière de M. Wertheim ; mais sans préalablement faire de lotion, et moins heureux que l'auteur de la découverte, j'ai remarqué que mes malades éprouvaient absolument ce qu'ils éprouvent quand on donne la douche comme on le fait généralement en commençant par les pieds et les jambes. Pourtant tous mes malades étaient déjà aguerris à l'eau froide, soit par des lotions soit par des frictions, puisque l'on sait, (je l'ai dit dans ce travail,) que jamais je ne commence un traitement par la douche. Si l'on pratique préalablement une lotion même avec de l'eau dégourdie, le malade n'éprouve plus l'impression désagréable quand arrive la douche ; mais cela tient à une raison bien simple, c'est qu'il a éprouvé le saisissement pendant la lotion. Il était important de s'assurer si en faisant la lotion en commençant par la plante des pieds on ferait disparaître le saisissement quand l'eau de la lotion arriverait sur la poitrine, je n'ai rien observé de semblable, et les choses se sont passées comme elles se passent en suivant la manière de faire habituelle. Après quelques secondes d'administration de la douche sans lotion préalable, l'impression pénible du froid disparaît ; il se passe pendant la lotion conseillée par M. Wertheim, ce qui se passe pendant les premières secondes de l'administration de la douche froide d'après les règles généralement admises. En sorte (que le fait remarqué par M. Wertheim) qui ressemblerait à une découverte si la chose en méritait le nom, (*op. cit.*) est tout simplement une fausse interprétation consistant à penser que le saisissement produit par le froid n'avait pas eu lieu, tandis qu'il s'est manifesté pendant la lotion au lieu de se montrer pendant la douche qui la suit immédiatement.

Suivant M. Rey, le procédé de M. Wertheim n'est applicable qu'à l'administration des grandes douches. Il a l'inconvénient d'obliger le praticien à agir primitivement toujours sur le même point, alors qu'il pourrait lui convenir de porter ailleurs cette action. « Le temps consacré à prévenir la suffocation est assez long, et si la douche n'agit pas pendant ce temps, dans le sens qu'on se propose de lui donner, elle n'en soustrait pas moins une quantité notable de calorique. On peut avoir à traiter des malades à réaction difficile et alors la douche manque, non-seulement son but, mais elle expose à déterminer des accidents. »

J'ai passé en revue les moyens généraux auxquels on a recours dans un traitement hydrothérapique ; j'ai indiqué ceux qui devaient être des pratiques de début, des pratiques d'acclimatement, et ceux qui, au contraire, ne devaient être employés que lorsque les malades étaient déjà habitués à l'action de l'eau froide. C'est dans cette dernière catégorie que je range les moyens locaux tels que bains de siége, bains de pieds, ceinture mouillée, etc...L'emploi de ces moyens est moins désagréable aux malades, et toujours ils sont exempts d'accidents quand tout le corps est habitué aux pratiques génées. Ils peuvent, au contraire, pris dès le début du traitement, amener des sensations très-pénibles, des refroidissements qui ne sont pas toujours sans inconvénients.

Pendant combien de temps doit-on faire usage de ces pratiques d'acclimatement ? Relativement à cette question, rien ne peut être précisé, ni même généralisé. Certains malades, par exemple, après deux ou trois frictions ou lotions seront en état de bien supporter la douche, si elle doit faire partie de leur traitement ; d'autres, au contraire, ne la prendront qu'après un plus grand nombre d'opérations préparatoires. Cela varie nécessairement avec les saisons, les âges, les constitutions, les tempéraments, les maladies et les complications qu'elles présentent. Il est des malades, et c'est le plus grand nombre qui s'habituent avec une merveilleuse rapidité aux applications froides; d'autres, au contraire, ne le sont qu'après avoir surmonté de grandes répugnances et après un temps très-long. Certains même ont pour ce traitement une appréhension qu'ils ne peuvent surmonter, moins parce qu'ils souffrent réellement de l'application du froid, que par la crainte qu'ils en ont. Souvent ces malades ont beau se raisonner eux-mêmes, et vouloir vaincre leurs répugnances, ils ne peuvent y parvenir, et assurément le mal que cette lutte contre eux-mêmes leur cause, les empêcherait d'éprouver aucun bien du traitement. Dans ces conditions; et si après quelques pratiques il n'y a point de diminution de ces craintes, il est prudent de renoncer au traitement. Ces cas sont fort rares; car dans une pratique de six ans, j'en ai rencontré pour mon compte, à peine huit ou neuf exemples.

D'autres malades ne peuvent s'habituer au traitement à cause de la douleur qu'il produit, malgré toutes les précautions qu'on peut prendre. En voici un exemple, le seul que j'aie observé; une dame de 56 ans, atteinte d'une affection nerveuse de l'estomac, se confia à moi pour suivre un traitement hydrothérapique conseillé par son médecin ordinaire. Cette malade avait l'habitude de faire ses soins de toilette à l'eau froide, et très fréquemment même de se frictionner la partie antérieure de la poitrine et l'épigastre avec une serviette trempée dans l'eau froide; faire sur tout le corps ce qui était fait seulement sur la poitrine me semblait la pratique d'acclimatement la plus rationnelle à employer; je fis donc faire une friction avec un drap mouillé dans l'eau froide et modérément tordu. Cette friction avait été précédée d'enveloppement dans les couvertures de laine qui avait mis la malade dans de bonnes conditions de chaleur. Dès qu'on lui appliqua le drap mouillé sur le corps, elle éprouva tout autour du crâne, un serrement, une douleur extrêmement vive qui lui faisait presque perdre connaissance et lui était très pénible. La friction terminée, la malade s'habilla, marcha pendant environ une demi heure, n'eut pas froid, et la douleur disparut. Pensant que peut-être exceptionellement le maillot avait été pour quelque chose dans ce phénomène que je n'avais jamais observé à ce point, je fis faire l'après-midi une nouvelle friction sans enveloppement préalable, et en recommandant bien de mouiller d'abord la tête avec une éponge. La même sensation plus violente peut être que celle du matin se manifesta; et il est à noter que la malade n'éprouvait point cette sensation de froid, cette gêne de la respiration qui sont les phénomènes ordinaires ; je ne trouve pas cela froid, me disait-elle, mais cela me fait à la tête un mal affreux. Une troisième, puis une quatrième pratique furent tentées et amenèrent les mêmes accidents. Le traitement fut cessé. J'ai eu l'occasion de revoir cette malade, et elle m'a raconté que pendant plus de quinze jours après avoir quitté l'établissement il lui a été impossible de mettre ses mains dans l'eau froide, comme elle le faisait avant ses essais de traitement, sans éprouver chaque fois, quoiqu'à un plus faible degré sa sensation pénible à la tête. Dans un voyage que je faisais récemment en Allemagne, j'ai raconté ce fait aux médecins des différents établissements hydrothérapiques que je visitais, leur demandant s'ils avaient rencontré des faits semblables, j'ai trouvé un seul de ces confrères qui m'a dit en avoir observé *deux cas* dans une pratique de *dix-neuf ans* dans un établissement où il passe assurément plus de deux cents malades chaque année.

Comment expliquer ce phénomène? doit on l'attribuer à de la congestion? Il paraissait et disparaissait bien rapidement pour qu'on puisse lui reconnaître cette origine. Il me semble plutôt admissible de ne voir là qu'une simple perturbation passagère du système nerveux, se localisant à la péripherie du crâne.

Une pratique importante à suivre au début d'un traitement hydrothérapique, c'est de ne pas trop multiplier les opérations. Ainsi le plus souvent une, quelquefois deux applications préparatoires seront employées chaque jour. J'ai l'habitude et je m'en suis bien trouvé jusqu'à présent d'aller très lentement au début.

Les pratiques préparatoires que j'ai conseillé de mettre en

usage sont les même dans toutes les saisons; pourtant en hiver on devra y avoir recours pendant un temps un peu plus long; ainsi au lieu de quatre ou cinq opérations préparatoires qui suffisent ordinairement en été, il en faudra six ou huit en hiver; le malade mettra donc un ou deux jours de plus à s'acclimater; mais une fois bien habitué, il supportera tout aussi bien son traitement l'hiver que l'été ; et le fera dans des conditions tout aussi favorables.

Malgré tout ce que l'on a pu dire à ce sujet, il est bien positivement démontré aujourd'hui qu'on peut suivre sans inconvénient un traitement hydrothérapique pendant l'époque menstruelle qui souvent même en est convenablement modifiée, c'est pendant ce temps qu'il agit avec le plus d'efficacité dans certaines affections. Mais il ne faut jamais, sous aucun prétexte, le commencer pendant ce moment, sous peine d'amener dans l'économie une perturbation qui pourrait être suivie de graves accidents.

Enfin, c'est pour ne rien omettre que je crois devoir parler de l'eau en boisson à propos de l'acclimatement au traitement hydrothérapique. Les malades s'habituent très facilement à boire de l'eau, et cette habitude une fois prise, il devient souvent difficile de la perdre, ainsi que j'en ai vu de nombreux exemples. Pourtant il ne faut pas au début du traitement dans aucun cas conseiller aux malades de boire de grandes quantités d'eau ; ce n'est que graduellement même dans les cas où cela est le plus indiqué, que l'on peut arriver à boire de l'eau en abondance. Si dès le début on conseille cette pratique, on détermine de la diarrhée, des coliques violentes, qu'il faut avoir soin d'éviter. On pourra d'abord conseiller de boire de l'eau pure aux repas, puis graduellement on en fera boire dans l'intervalle aux malades chez lesquels cette indication se présentera. Il ne faut toutefois pas perdre de vue que si l'eau pure est dans la majorité des cas indiquée pour boisson pendant le traitement hydrothérapique, il y a bien des cas dans lesquels on pourra sans inconvénient boire de l'eau rougie, et d'autres même dans lesquels il sera utile de le faire. Quant à ces indications diverses, ce n'est point ici le lieu de les énumérer.

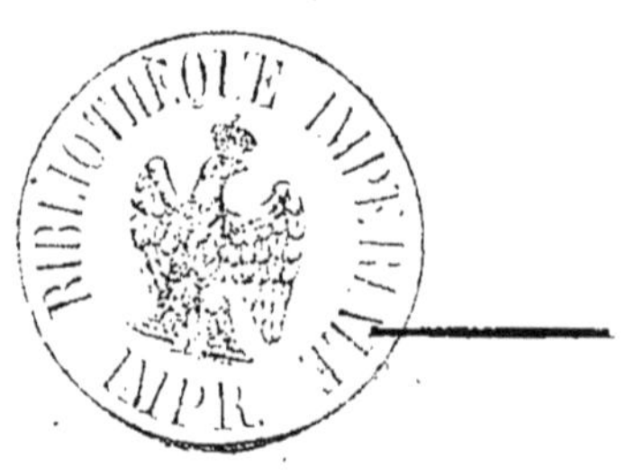

www.ingramcontent.com/pod-product-compliance
Ingram Content Group UK Ltd.
Pitfield, Milton Keynes, MK11 3LW, UK
UKHW020443220726
13923UKWH00005B/2296

9 782019 627393